BEI GRIN MACHT SICH IHR WISSEN BEZAHLT

AF143508

- Wir veröffentlichen Ihre Hausarbeit,
  Bachelor- und Masterarbeit

- Ihr eigenes eBook und Buch -
  weltweit in allen wichtigen Shops

- Verdienen Sie an jedem Verkauf

Jetzt bei www.GRIN.com hochladen
und kostenlos publizieren

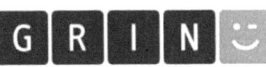

Anika Kaczynski

Präsentismus am Arbeitsplatz - konzeptionelle Grundlagen und empirische Befunde

GRIN Verlag

Bibliografische Information der Deutschen Nationalbibliothek:

Die Deutsche Bibliothek verzeichnet diese Publikation in der Deutschen National-
bibliografie; detaillierte bibliografische Daten sind im Internet über http://dnb.d-
nb.de/ abrufbar.

Dieses Werk sowie alle darin enthaltenen einzelnen Beiträge und Abbildungen
sind urheberrechtlich geschützt. Jede Verwertung, die nicht ausdrücklich vom
Urheberrechtsschutz zugelassen ist, bedarf der vorherigen Zustimmung des Verla-
ges. Das gilt insbesondere für Vervielfältigungen, Bearbeitungen, Übersetzungen,
Mikroverfilmungen, Auswertungen durch Datenbanken und für die Einspeicherung
und Verarbeitung in elektronische Systeme. Alle Rechte, auch die des auszugsweisen
Nachdrucks, der fotomechanischen Wiedergabe (einschließlich Mikrokopie) sowie
der Auswertung durch Datenbanken oder ähnliche Einrichtungen, vorbehalten.

Impressum:

Copyright © 2011 GRIN Verlag GmbH
Druck und Bindung: Books on Demand GmbH, Norderstedt Germany
ISBN: 978-3-656-17234-5

Dieses Buch bei GRIN:

http://www.grin.com/de/e-book/190014/praesentismus-am-arbeitsplatz-konzeptio-
nelle-grundlagen-und-empirische

GRIN - Your knowledge has value

Der GRIN Verlag publiziert seit 1998 wissenschaftliche Arbeiten von Studenten, Hochschullehrern und anderen Akademikern als eBook und gedrucktes Buch. Die Verlagswebsite www.grin.com ist die ideale Plattform zur Veröffentlichung von Hausarbeiten, Abschlussarbeiten, wissenschaftlichen Aufsätzen, Dissertationen und Fachbüchern.

Besuchen Sie uns im Internet:

http://www.grin.com/

http://www.facebook.com/grincom

http://www.twitter.com/grin_com

Hochschule Neubrandenburg

Fachbereich Gesundheit, Pflege, Management
Studiengang M. Sc. Gesundheitswissenschaften

Präsentismus

Ausarbeitung zum Referat

Vorgelegt von: Anika Kaczynski

Modul: MG 03 Angewandte Epidemiologie

Tag der Einreichung: 31.05.2011

Inhaltsverzeichnis

Abbildungsverzeichnis

Abkürzungsverzeichnis

RR	Relatives Risiko
OR	Odds Ratio
KHK	Koronare Herzkrankheit
KI	Konfidenzintervall
BGF	Betriebliche Gesundheitsförderung
WidO	Wissenschaftliches Institut der AOK
BMG	Bundesministerium für Gesundheit

Anhangsverzeichnis

1. Einführung

Die Euphorie vieler Arbeitgeber war groß, als im Jahre 2007 bekannt wurde, dass die Fehlzeiten der gesetzlich versicherten Arbeitnehmer[1] auf ein Rekordtief von 3,22 %[2] gesunken sind. Der Krankenstand, auch Absentismus genannt, ist jedoch nicht der einzige Indikator über den sich die Produktivität und der Gesundheitszustand der Mitarbeiter beurteilen lässt. Längst gibt es Erkenntnisse darüber, dass ein Krankenstand von Null alles andere als gesund ist. Denn „Präsentismus", das Gegenstück zum Absentismus, ist in Zeiten schlechter Wirtschaft und hoher Arbeitslosigkeit weit verbreitet. Aus Angst um den Arbeitsplatz gehen daher viele Beschäftigte trotz zum Teil schwerwiegender seelischer oder körperlicher Beeinträchtigungen zur Arbeit. Jedoch ist dieses Phänomens häufig immer noch kein Bestandteil der unternehmerischen Perspektive, obwohl die Folgen für die Unternehmung immens sind, wie verschiedene empirische Studien belegen. Begründung findet die Haltung vieler Arbeitgeber in dem Umstand, dass es sich scheinbar vorteilhaft auf ein Unternehmen auswirkt, wenn Arbeitnehmer trotz Krankheit zur Arbeit gehen. Denn auf diese Weise können zum einem Lohnersatzleistungen eingespart, zum anderen muss keine Vertretung organisiert werden. Die zunehmende Debatte um das Thema Präsentismus aber zeigt, dass sich dieser Trugschluss teuer bezahlt machen kann. Es handelt sich um einen Taschenspielertrick, wenn Anwesenheit am Arbeitsplatz mit Gesundheit gleichgesetzt wird.

Die vorliegende Arbeit versucht das Konstrukt Präsentismus genauer zu erfassen und den gegenwärtigen Stand der Forschung aufzuzeigen. Mit Hilfe verschiedener empirischer Untersuchungen sollen die Ursachen und Einflussfaktoren aus wissenschaftlicher Sicht bestimmt werden, mögliche Messinstrumente vorgestellt, sowie die Auswirkungen und gesundheitlichen Folgen näher erläutert werden. Im Anschluss an die Auseinandersetzung mit den konzeptionellen Grundlagen sollen Interventionsmaßnahmen zur Prävention einen weiteren Bestandteil der Ausarbeitung bilden.

---

[1] Siehe dazu im Anhang Anlage 1: Krankenstand von 1970 bis 2010
[2] Bundesministerium für Gesundheit (2011), S. 2.

2. Begriffsbestimmung

Bei der Analyse der Literatur fällt auf, dass der Begriff Präsentismus in mehreren Kontexten verwendet wird. Der Titel „Präsentismus hat viele Gesichter"[3] wie er für eine Pressemitteilung der BAuA gewählt wurde, ist sehr passend, weil er wiederspiegelt wie uneinheitlich der Begriff definiert und angewendet wird und wie vielfältig aufgrund dessen die aktuell bestehenden Forschungsarbeiten zu diesem Thema sind.

Bei allen Begriffsbestimmungen und Definitionen, die zu dem Thema existieren, sind zwei Hauptströmungen erkennbar. Eine Richtung konzentriert sich stets auf die wirtschaftlichen Folgen und somit auf den Produktivitätsverlust, der aus dem Verhalten krank zur Arbeit zu gehen entsteht. So definiert Hemp (2004) Präsentismus als „Produktivitätseinbußen bedingt durch beeinträchtigte Gesundheit"[4].

Der zweite Hauptstrang dagegen zielt auf die Verhaltensweise bzw. die Entscheidung der Beschäftigten ab, krank am Arbeitsplatz anwesend zu sein. Eine Definition, die das Entscheidungsverhalten der Beschäftigten in den Mittelpunkt stellt, ist die folgende von Aronsson et al.: „The concept has been used to designate the phenomenon of people, despite complaints and ill health that should prompt test and absence from work, still turning up at their jobs."[5] Oder wie Schmidt und Schröder es mit anderen Worten beschreiben: „Das Verhalten, sich bei einer Erkrankung nicht krankzumelden, sondern arbeiten zu gehen."[6] Unterschiede bei diesen verhaltensbezogenen Definitionen bestehen wiederum hinsichtlich der subjektiven und objektiven Bewertung des Gesundheitszustandes. Das bedeutet, dass entweder die Person selbst ihren Gesundheitszustand als schlecht einschätzt und empfindet oder aber ein Arzt diesen Zustand attestiert und der Arbeitnehmer gegen dessen Rat zur Arbeit geht.[7]

---

[3] Bundesanstalt für Arbeitsschutz und Arbeitsmedizin (2011), S. 1.
[4] Hemp, P. zit. in: Schmidt, J./ Schröder, H. (2010), S. 93.
[5] Aronsson, G. et al. (2000), S. 503.
[6] Schmidt, J./ Schröder, H. (2010), S. 93.
[7] Vgl. Bundesanstalt für Arbeitsschutz und Arbeitsmedizin (2009), S. 5.

„Auf Grundlage beider Definitionsgruppen wird deutlich, dass Phänomene wie innere Kündigung oder Arbeitsverweigerung wissenschaftlich gesehen nicht unter den Präsentismusbegriff fallen, denn Präsentismus ist ausschließlich durch Krankheit begründet."[8]

Dieses Verständnis, welches Präsentismus stets aus der gesundheits- und verhaltensbezogenen Perspektive betrachtet, bildet die Grundlage der folgenden Ausführungen.

3. Konzeptionelle Grundlagen

3.1 Ursachen und Einflussfaktoren

Die Gründe für gesundheitliche Beeinträchtigungen, die in Form von akuten und chronischen sowie seelischen und körperlichen Erkrankungen oder Befindlichkeitsstörungen auftreten, können sowohl im privaten Umfeld liegen, als auch durch die Arbeit selbst verursacht werden.[9] Badura und Fissler/ Krause nennen in diesem Zusammenhang mehrere Aspekte. Auf der einen Seite stehen dabei private Sorgen, welche bedingt sind durch Schulden, Partnerschaftsprobleme, Probleme mit Kindern oder pflegebedürftigen Angehörigen, aber auch persönlichkeitsbezogene Ursachen, eine hohe Krankheitsanfälligkeit, Stress oder der individuelle Lebensstil spielen hierbei eine Rolle. Zum anderen können arbeitsbedingte Ursachen bestimmte Krankheiten begünstigen. Dazu zählen wiederum beispielsweise Sorgen und Probleme durch Kollegen und Vorgesetzte, Unzufriedenheit mit Arbeitsinhalten, dem Arbeitspensum und der Arbeitszeit oder aber auch die Angst vor einem Arbeitsplatzverlust, eine fehlende Unfallprävention, eine vorherrschende Misstrauenskultur im Unternehmen sowie schlechte Kommunikationsschemata oder mangelnde Anerkennung.[10]

---

[8] Bundesanstalt für Arbeitsschutz und Arbeitsmedizin (2009), S. 5.
[9] Vgl. Badura, B. (2010), S. 9.
[10] Vgl. Fissler, E. R./ Krause, R. (2010), S. 413; vgl. Badura, B. (2010), S. 9.

Andere Autoren, insbesondere Ulich und Strasser, benennen in diesem Zusammenhang weitere Ursachen, die in Folge gesundheitlicher Beeinträchtigungen zu Präsentismus führen. Sie vertreten die Auffassung, dass Mitarbeiter, die krank zur Arbeit gehen, sich durch bestimmte Verhaltensintentionen und Persönlichkeitsmerkmale auszeichnen. Dazu zählt u.a. die Einstellung eine begonnene Aufgabe auch stets beenden zu müssen sowie die Absicht, die Kollegen nicht im Stich zu lassen. Auch der Willen und der Ansporn, den Vorgesetzen nicht zu enttäuschen und die Einstellung der Verantwortung, die man trägt gerecht zu werden sind Eigenschaften, die Präsentismusverhalten beeinflussen und verursachen können. Desweiteren nennen die Autoren die Intention der Beschäftigten die eigene Wertschätzung, die sie erfahren, auch zu entsprechen oder das Ziel, einer anderen, privaten Belastung zu entkommen. Darüber hinaus können die Absicht, bei Kollegen oder Bekannten nicht als psychisch krank und labil zu gelten und der Wunsch, bestimmte Kommunikationsmöglichkeiten, die sich am Arbeitsplatz ergeben zu erhalten, weitere kausale Gründe für Präsentismus darstellen.[11]

Neben diesen Ursachen konnten in verschiedenen Studien, die u.a. im vierten Kapitel noch näher erläutert werden, weitere Kausalitäten für Präsentismus empirisch nachgewiesen werden.[12] Dazu zählen neben dem Pflichtgefühl und der Eigenschaft Arbeit nicht liegen lassen zu wollen, auch das Grübeln und Nachdenken über Arbeitsinhalte in der Freizeit sowie eine fehlende Akzeptanz einer Krankheit im sozialen Umfeld der Betroffenen.[13]

„Darüber hinaus ist aber auch zu prüfen, inwieweit identifizierbare gesellschaftliche Entwicklungen und betriebliche Vorgehensweisen wie etwa die Einführung der Anwesenheits- und bzw. Gesundheitsquote den Präsentismus veranlassen oder zumindest unterstützen."[14]

---

[11] Vgl. Ulich, E./ Strasser, U. zit. in: Ulich, E./ Wülser, M. (2010), S.142 f.
[12] Siehe dazu im Anhang Anlage 2: Gesundheitsmonitor 2009 (angegebene Gründe für Präsentismus)
[13] Vgl. Ulich, E./ Wülser, M. (2010), S. 143.
[14] Ulich, E./ Wülser, M. (2010), S. 143.

Zusammenfassend kann aber festgestellt werden, dass in den verschiedenen Untersuchungen eine Vielzahl von Einflussfaktoren ermittelt werden konnte, die zu einer Erhöhung oder Reduzierung von Präsentismus beitragen. Hierbei handelt es sich um soziodemographische Merkmale wie Alter, Geschlecht, Beziehungsstatus und Einkommen, um personenbezogene Einflussfaktoren wie Pflichtbewusstsein, Loyalität und „Individual Boundarylessness"[15,] um arbeitsbedingte Einflussfaktoren wie Beruf, Unternehmensgröße, Arbeitsplatzunsicherheit, Arbeitsorganisation, Umgang einer Organisation mit Absentismus, Organsiationskultur und Führung sowie um den allgemeinen Gesundheitszustand.[16]

3.2 Zusammenhang mit Absentismus

Ob ein Zusammenhang zwischen Präsentismus und Absentismus besteht und wie genau sich dieser verhält, ist derzeit noch umstritten. Die vorliegende Literatur weißt diesbezüglich keinen Konsens auf. Einige empirische Befunde jedoch unterstellen sowohl einen substitutiven als auch einen kausalen Zusammenhang beider Phänomene. So kamen Caverly et al. im Jahre 2007 zu dem Schluss, dass eine niedrige Absentismusrate durch hohe Präsentismusraten verursacht worden sein kann. Denn in Folge von Restrukturierungsmaßnahmen im Unternehmen verringerte sich die Absentismusrate. Dagegen stießen Hansen/ Anderson (2009) in einer prospektiven Kohortenstudie auf Kausalität, indem sie herausfanden, dass Präsentismus mit einem um 74 % höherem Risiko für Absentismus einhergeht (RR= 1,74). Ein weiterer empirischer Befund von Kivimäki et al. (2005) zeigte wiederum auch, dass das Risiko für koronare Erkrankungen in Verbindung mit Präsentismus in etwa doppelt so hoch ist (RR= 1,97).[17] Andere Studien (u.a Aronsson/ Gustafsson) wiesen darauf hin, dass Absentismus und Präsentismus

---

[15] Diesen Ausdruck verwendeten Aronsson & Gustafsson 2005 in einer Studie zu Präsentismus und meinen damit die Eigenschaft einer Person, bei beruflichen Anforderungen nicht nein sagen zu können bzw. sich selbst bei der Arbeit keine Grenzen zu setzen.

[16] Badura, B./ Steinke, M. (2011), S. 54 ff.

[17] Vgl. Badura, B./ Steinke, M. (2011), S. 73 f.; vgl. Bundesanstalt für Arbeitsschutz und Arbeitsmedizin (2009), S. 5.

von den gleichen Einflussfaktoren begünstigt werden. Diese Erkenntnisse lassen die Annahme zu, dass ein schlechter Gesundheitszustand sich gleichermaßen auf Präsentismus und Absentismus auswirken kann.[18]

Den Zusammenhang zwischen Präsentismus und Absentismus beschreibt Jahn (2011) darüber hinaus mit den „zwei Seiten einer Medaille"[19]. Denn beide Phänomene bilden das Resultat aus gesundheitlichen Beeinträchtigungen und beeinträchtigen die Produktivität einen Unternehmens.[20]

3.3 Messung

Mitarbeiter, die krank zur Arbeit gehen, leiden unter einer geringeren Konzentrationsfähigkeit, was dazu führt, dass sich Fehler häufen und Höchstleistungen nicht mehr erbracht werden können.[21] Diese gesundheitliche Leistungsminderung als Indikator für die Kosten die durch Produktivitätsverluste entstehen, kann mit Hilfe mehrerer Messinstrumente erfasst werden.[22] Die Möglichkeiten der Messung von Präsentismus konzentrieren sich dabei überwiegend auf die Perspektive der eingeschränkten Arbeitsproduktivität. Präsentismus als Verhalten von Beschäftigten dagegen bietet gegenwärtig relativ wenig getestete Instrumente zur Erfassung.[23]

Kessler & Strang benennen in diesem Zusammenhang drei Vorgehensweisen, über die die Unternehmen gezielt Informationen zur Gesundheit und Produktivität ihrer Beschäftigten gewinnen können. Dazu zählen zum einen Simulationen standardisierter Aufgaben und Tätigkeiten unter kontrollierten Bedingungen sowie die Erhebung objektiver Daten, die allerdings meist sehr aufwendig und kostenintensiv ist. Die dritte Option umfasst Befragungen der

---

[18] Vgl. Bundesastalt für Arbeitsschutz und Arbeitsmedizin (2009), S. 5.
[19] Jahn, F. (2011), S. 1.
[20] Vgl. Jahn, F. (2011), S. 1.
[21] Vgl. Middaugh, D.J. zit. in: Schmidt, J./ Schröder, H. (2010), S. 93.
[22] Vgl. Emmermacher, A. (2008), S. 97.
[23] Vgl. Badura, B./ Steinke, M. (2011), S. 26.

Arbeitnehmer, wobei folglich subjektive Selbsteinschätzungsdaten erhoben werden.[24]

„Die Gesamtheit der empirischen Arbeiten zum Präsentismusphänomen bzw. zum Verhältnis von Gesundheit und Produktivität basiert beinahe ausschließlich auf Selbsteinschätzungen von Mitarbeitern, die mit Hilfe einer Reihe unterschiedlicher Befragungsinstrumente erfasst wurden."[25]

Dazu zählen beispielsweise die folgenden Befragungsinstrumente:[26]

- WPAI: Work Productivity and Activity Short Inventory *(Lynch et al 2001)*
- WLQ: Work Limitation Questionnaire *(Lerner & Amick 2001)*
- WPSI: Work Produktivity Short Inventory *(Goetzel et al 2001)*
- SPS: Stanford Presenteeism Scale *(Koopmann et al 2004)*[27]

Anhand dieser Selbsteinschätzungsinstrumente werden die Beschäftigten eines Unternehmens mit Hilfe verschiedener Items befragt, ob sie unter bestimmten gesundheitlichen Problemen litten und in welchem Ausmaß die individuelle Produktivität und Leistungsfähigkeit dadurch eingeschränkt wurde. Dabei variiert die Zahl der berücksichtigten Gesundheitsprobleme sowie der Zeitraum auf den sich die Befragung bezieht.[28]

Ein Item zur Erfassung krankheitsbedingter Einbußen der Arbeitsproduktivität wäre beim *WPAI* beispielsweise:[29]

„Wie stark haben Ihre gesundheitlichen Probleme Sie in den vergangenen sieben Tagen in Ihrer Arbeit eingeschränkt, während Sie gearbeitet haben?"

Skala: 0 (=gesundheitliche Probleme hatten keinen Einfluss auf meine Arbeit) bis 10 (=gesundheitliche Probleme haben mich völlig von der Arbeit abgehalten)

---

[24] Vgl. Kessler, R.C./ Strang, P.E. zit. in: Badura, B./ Steinke, M. (2011), S. 29.
[25] Badura, B./ Steinke, M. (2011), S. 31.
[26] Collins, J.J. et al. zit. in: Fissler, E.R/ Krause, R. (2010), S. 414.
[27] Siehe dazu im Anhang Anlage 3: (weitere) Messinstrumente zur Erfassung von Präsentismus
[28] Vgl. Fissler, E.R./ Krause, R. (2010), S. 414.
[29] Badura, B./ Steinke, M. (2011), S. 51.

Neben den Instrumenten zur Messung von Produktivitätsverlusten infolge gesundheitlicher Beeinträchtigungen kann das Verhalten, trotz einer Krankheit zur Arbeit zu gehen beispielsweise mit Hilfe folgender Items gemessen werden:[30]

„Ist es im letzten Jahr vorgekommen, dass Sie…
… zur Arbeit gegangen sind, obwohl sie sich richtig krank gefühlt haben?
…zur Genesung bis zum Wochenende gewartet haben?
…Ihrer Arbeit nachgegangen sind, obwohl der Arzt Ihnen davon abgeraten hat?
…zur Genesung Urlaub genommen haben?
…auf eine Kur verzichtet haben, obwohl der Arzt Ihnen dazu geraten hat?"

(Quelle: WIdO-Befragung 2003)

3.4 Folgen

Nach Voermans/ Ahlers (2009) sind die Folgen von Präsentismus vielfältig und wirken sich auf bestimmte Fähigkeiten der Mitarbeiter und Eigenschaften des Unternehmens sowohl steigernd als auch reduzierend aus. So gehen die Autoren davon aus, dass sich sowohl die Fehleranfälligkeit und die Unfallgefahr infolge psychischer Abwesenheit am Arbeitsplatz erhöhen sowie auch die finanziellen Verluste im Unternehmen steigen. Gleichzeitig sinken dabei die Produktivität der Mitarbeiter, die Innovations- und Konzentrationsfähigkeit und deren individuelle Leistungsfähigkeit.[31]

Das genaue Ausmaß dieser Folgen sowie die langfristigen Auswirkungen von Präsentismus wurden bis dato allerdings nur wenig erforscht. Vor allem die gesundheitlichen Folgen weisen hierbei die geringste Evidenz auf. Auch wird bei der Analyse der vorliegenden Literatur deutlich, dass derzeit die Ursachen und Folgen des Phänomens Präsentismus nicht eindeutig unterschieden werden können.[32]

---

[30] Zok, K. (2004), S. 253.
[31] Vgl. Ulich, E./ Wiese, B. (2011), S. 79.
[32] Vgl. Badura, B./ Steinke, M. (2011), S. 78; vgl. Emmermacher, A. (2008), S. 34.

Dennoch konnten in einigen Untersuchungen gesundheitlichen und ökonomischen Auswirkungen nachgewiesen werden. So konnte ein Zusammenhang zwischen Präsentismus und gesundheitlichen Beeinträchtigungen wie Magenbeschwerden, Unwohlsein, Schlafstörungen, Rücken-/Halsschmerzen und Müdigkeit/leichte Depression in der Studie von Aronsson et al. (2000) nachgewiesen werden. Die Häufigkeit dieser Krankheitssymptome (siehe Abb.1) lässt allerdings vermuten, dass es sich hierbei um kurzfristige gesundheitliche Folgen handelt.[33] „Präsentisten" leiden somit häufiger (49 %) an Rückenschmerzen als „Nicht-Präsentisten" (28 %) und sind darüber hinaus auch vermehrt müde bzw. von einer leichten Depression betroffen (43 % vs. 20 %).

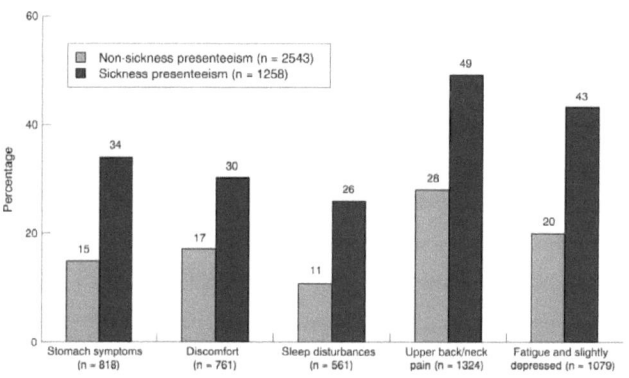

Quelle: Aronsson, G. et al. (2000), S. 507.

Abbildung 1: Präsentismus und die Häufigkeit von Krankheitssymptomen

Weitere pathogene Wirkungen von Präsentismus konnten in der Whitehall II Studie[34] von Kivimäki et al. (2005) erfasst werden. „Den Daten (…) zufolge, litten Personen, die trotz gesundheitlicher Beschwerden zur Arbeit erschienen, deutlich häufiger an koronaren Erkrankungen als Personen mit einem

---

[33] Vgl. Emmermacher, A. (2008), S. 34.
[34] In dieser prospektiven Kohortenstudie durchliefen 5071 männliche britische Beamte ein Screening, wobei mit Hilfe eines Fragebogens (Selbsteinschätzungen) der Gesundheitszustand ermittelt wurde (1985-1988). Für die darauffolgenden drei Jahre wurden für die Probanden die Arbeitsunfähigkeitsdaten mittels eines Registers ermittelt. Für die Zeitspanne von neun Jahren untersuchten Kivimäki et al. ob koronare Herzkrankheiten (KHK) auftraten. (Siehe dazu in: Arch Intern Med (2005),165, p. 2245-2251.)

vergleichbaren Gesundheitszustand- jedoch einem moderaten Niveau an Fehlzeiten."[35] Denn Präsentisten, d.h. Befragte, die laut Screening einen schlechten Gesundheitszustand zeigten und in den folgenden drei Jahren keine Krankmeldung aufwiesen, hatte ein relatives Risiko (RR) von 1,97 (95 %; KI:1,02-3,83) eine schwere bis tödliche KHK zu erleiden (gegenüber Nicht-Präsentisten).[36] Bei der Interpretation dieser Ergebnisse muss aber auch berücksichtigt werden, dass die Stichprobe zum einen nur Männer umfasste, zudem nur eine geringe Anzahl (n= 62) eine schwere KHK erlitten sowie Präsentismus hier nur indirekt ermittelt wurde.[37]

Desweiteren ergaben andere empirische Befunde bezüglich gesundheitlicher Folgen Zusammenhänge zwischen Präsentismus und erhöhter Morbidität (Grinyer/ Singleton 2000)[38], zwischen Präsentismus und erhöhtem Risiko für Herz-Kreislaufstörungen (Sverke/ Hellgren/ Naswall 2002)[39] sowie zwischen Präsentismus und späterem Absentismus (Bergström et al. 2009)[40]. Signifikante Ergebnisse bezüglich der Auswirkungen von Präsentismus ergab auch die Studie von Howard et al. (2009), wobei sich herausstellte, dass Präsentisten nach Auftreten einer chronischen Muskel-Skelett-Erkrankung häufiger wieder berufstätig waren (90,2 %; OR= 1,7) sowie auch häufiger ihren Arbeitsplatz behalten haben (83,9 %; OR=1,6) als Beschäftigte, die die gleiche Krankheit hatten, aber nicht weiter arbeiten gingen. Diese Studie ist die Einzige, die sich mit den salutogenen Folgen von Präsentismus für die Gesundheit der Mitarbeiter beschäftigt.[41]

Ökonomische Folgen, die durch Präsentismus entstehen sind zum einen die verlorenen Arbeitsstunden, die beispielsweise in der unveröffentlichten amerikanischen Bank One-Studie erfasst wurden (Abb. 2).

---

[35] Emmermacher, A. (2008), S. 35.
[36] Vgl. Badura, B./ Steinke, M. (2011), S. 73.
[37] Vgl. Badura, B./ Steinke, M. (2011), S. 71.
[38] Siehe dazu: Grinyer, A./ Singleton, V. (2000), S. 7 ff.
[39] Siehe dazu: Sverke, M./ Hellgren, J./ Naswall, K. (2002), S. 242 ff.
[40] Siehe dazu: Bergström et al. (2009b), S. 629 ff. ; sowie Abschnitt 4.
[41] Vgl. Badura, B./ Steinke, M. (2011), S. 77.

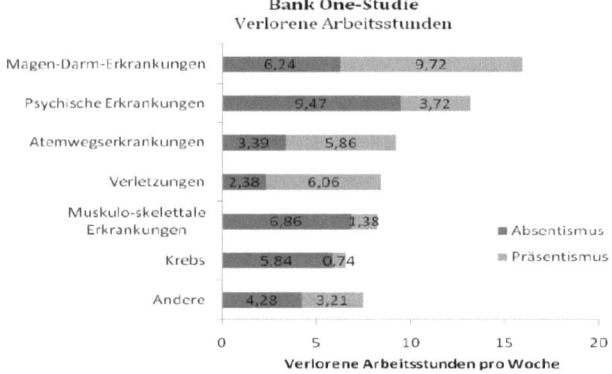

Quelle: Burton et al. (1999), S. 14.

Abbildung 2: Verlorene Arbeitsstunden durch Präsentismus und Absentismus

Die Abbildung zeigt u.a., dass die verlorenen Arbeitsstunden pro Woche bei Präsentismus infolge von Magen-Darm-Erkrankungen (9,72 h), Atemwegserkrankungen (5,86 h) und Verletzungen (6,06 h) deutlich höher sind als bei Absentismus. Die Produktivitätsverluste die hierbei durch Präsentismus entstanden wurden auf 84 % der betrieblichen Krankheitskosten geschätzt.[42] Das den Unternehmen in Folge von Präsentismus erhebliche Kosten entstehen, konnte auch die Untersuchung an Beschäftigten der Firma Dow Chemical belegen. Diese Studie von Baase (2006) kam zu dem Ergebnis, dass sich die Kosten auf 6771 $ pro Jahr und Mitarbeiter belaufen bedingt durch eingeschränkte Arbeitsfähigkeit.[43] Dadurch wird deutlich, dass Präsentismus und somit die krankheitsbedingte Einschränkung der Arbeitsproduktivität alles andere als ein unerheblicher Kostenfaktor ist. In vielen Untersuchungen konnte darüber hinaus empirisch nachgewiesen werden, dass die Kosten für Präsentismus deutlich höher ausfallen als die für krankheitsbedingte Fehlzeiten.[44]

Weitere Ergebnisse und spezifische Aussagen dazu sollen im folgenden Kapitel vorgestellt werden.

---

[42] Vgl. Badura, B. (2010), S. 9
[43] Vgl. Baase, C.M. (2007), S. 45 ff.; vgl. Badura, B. (2010), S. 9.
[44] Vgl. Badura, B./ Steinke, M. (2011), S. 105.

4. Erkenntnisse ausgewählter empirischer Studien

In einer Überblicksstudie der Bundesanstalt für Arbeitsschutz und Arbeitsmedizin zum Stand der Präsentismusforschung flossen insgesamt 285 aktuelle Forschungsarbeiten zum Thema Präsentismus mit ein.[45] Diese Vielzahl rechtfertigt den Umstand, dass an dieser Stelle lediglich eine Auswahl einzelner Studienergebnisse erfolgen kann. Exemplarisch werden drei häufig zitierte Untersuchungen hinsichtlich ihres Forschungsdesigns skizziert und die empirischen Befunde dargelegt.

4.1 Prospektive Kohortenstudie von Bergström et al.

Gunnar Bergström und dessen Arbeitsgruppe haben 2009 zwei Untersuchungen zum Präsentismusphänomen durchgeführt. Sie untersuchten mit einer prospektiven Längsschnittstudie, ob Präsentismus Auswirkungen auf zukünftige krankheitsbedingte Fehlzeiten hat. Dazu verglichen Bergström et al. zwei Studiengruppen mit unterschiedlichen Beschäftigungsbedingungen. Eine Kohorte bestand aus 3757 vorwiegend weiblichen ArbeitnehmerInnen im öffentlichen Dienst (Berufsgruppen aus den pflegenden, sozialen und pädagogischen Bereich), die andere Gruppe dagegen aus 2485 überwiegend männlichen Angestellten aus dem privaten Beschäftigungssektor (hier insbesondere geringer qualifizierte Industriearbeiter). Im Zeitraum von 1999 bis 2003 wurden die Stichproben jeweils drei Mal (Studienbeginn, nach 18 Monaten und nach 3 Jahren) mittels eines Fragebogens befragt. Die krankheitsbedingten Fehlzeiten wurden anhand eines Registers (Routinedaten) ermittelt. Dabei stellte sich heraus, dass mehr als fünfmalige Anwesenheit am Arbeitsplatz trotz Krankheit in einem Jahr einen statistisch signifikanten Risikofaktor für über einmonatige Krankschreibungen im zweiten und dritten Folgejahr darstellte. Dieses Ergebnis hielt auch einer multivariaten Adjustierung[46] nach Faktoren wie vorangegangenen Krankschreibungen, Gesundheitsstatus, Alter, Geschlecht und weiteren beschäftigungsbezogenen Variablen stand, wobei jedoch das

---

[45] Vgl. Bundesanstalt für Arbeitsschutz und Arbeitsmedizin (2011), S. 1.
[46] Hierbei handelt es sich (neben dem Matching oder der Stratifikation) um eine weitere Möglichkeit, Counfounder und somit andere Einflüsse und Störgrößen zu kontrollieren, welche die Ergebnisse der Untersuchung verzerren könnten.

relative Risiko im Privatsektor (RR= 1,51) etwas höher lag als im öffentlichen Dienst (RR=1,40).[47]

Die Untersuchungen ergaben, dass das Risiko für negative gesundheitliche Folgen durch Präsentismus steigt, wenn banale, geringfügige Krankheiten nicht ausgestanden werden. Die Folgen sind chronische Krankheiten, die wiederum zu sehr langen krankheitsbedingten Fehlzeiten führen. Die Analyse über einen Zusammenhang zwischen der allgemeinen Gesundheit und Präsentimus dagegen ergaben keine signifikanten Ergebnisse.[48]

Dieses Ergebnis bildete den Ausgangspunkt der zweiten Untersuchung. Denn diese prospektive Kohortenstudie von Bergström et al. verfolgte das Ziel zu untersuchen, ob arbeiten trotz Krankheit einen Einfluss auf die künftige allgemeine Gesundheit hat. Dazu wurden ebenfalls zwei verschiedene schwedische, arbeitende Bevölkerungsgruppen untersucht. Von 1999 bis 2003 wurde dazu eine Umfrage bei 6901 Mitarbeitern des öffentlichen Sektors und 2862 Probanden aus dem privaten Sektor ebenfalls insgesamt drei Mal durchgeführt (Studienbeginn, nach 18 Monaten und nach 3 Jahren).

Bei Studienbeginn berichtete die Hälfte der Beschäftigten, dass sie im letzten Jahr mehr als fünf Mal krank zur Arbeit gegangen sind. Im öffentlichen Sektor gaben 8 % an nie krank zu arbeiten, im privaten Sektor dagegen waren es 6 %.

Die Untersuchung zeigte, dass Präsentismus (mehr als fünf Mal krank bei der Arbeit im letzten Jahr bei Studienbeginn) einen schlechten Gesundheitszustand (nach 3 Jahren) erhöht. So ergaben eine schlechte selbstberichtete Gesundheit im öffentlichen Sektor ein Relatives Risiko von 1,49 (95 %, KI: 1,28-1,73) und im privaten Sektor ein RR von 1,71 (95 %, KI: 1,39-2,12). Das heißt folglich, dass die Beschäftigten, die krank zur Arbeit gehen ein 1,49 bzw. 1,71-mal so hohes Risiko haben, einen schlechten Gesundheitszustand aufweisen (nach 3 Jahren) als Beschäftigte, die krank zu Hause bleiben. Darüber hinaus konnte die Untersuchung auch nachweisen, dass Präsentismus vor allem das Risiko für eine künftig schlechte Gesundheit deutlich erhöht, wenn zu Beginn der

---

[47] Vgl. Bergström, G. et al. (2009b), S. 629 ff.
[48] Vgl. Bergström, G. et al. (2009b), S. 629 ff.

Untersuchung ein guter Gesundheitszustand vorhanden war. So hatten Präsentisten im öffentlichen Dienst ein 90 % höheres Risiko (RR=1,90) bei guter selbstberichteter Gesundheit zu Studienbeginn einen schlechten berichteten Gesundheitszustand nach 3 Jahren aufzuweisen als Nichtpräsentisten. Der private Sektor dagegen wies ein relatives Risiko von 1,79 (95 %, KI: 1,30-2,45) auf. Der stärkste Prädiktor für die zukünftige allgemeine Gesundheit war somit der Gesundheitszustand zu Beginn der Erhebung. Zudem bestimmt Absentismus und somit auch Präsentismus als unabhängiger Faktor den zukünftigen Gesundheitszustand.[49]

Die Ergebnisse der Untersuchung zeigten, dass Präsentismus ein Indikator für schlechte Gesundheit ist. Das Forscherteam verweist in diesem Zusammenhang aber auch auf den möglichen Einfluss von individuellem Risikoverhalten, Lebensweisen und Gesundheitsverhalten in anderen Lebenslagen. So kann es vorkommen, dass beispielsweise jemand der krank zur Arbeit geht allgemein weniger auf die eigene Gesundheit achtet. Solche Verzerrungen (Bias) der Ergebnisse müssen berücksichtigt werden, da alle Ergebnisse auf Selbsteinschätzung und individueller Bewertung des Gesundheitszustandes beruhen. Das Resultat der Untersuchung ist, dass Präsentismus das Risiko für eine künftig schlechte Gesundheit erhöht. Diese Studie war somit die Erste die nachweisen konnte, dass Präsentismus scheinbar einen unabhängigen Risikofaktor für einen schlechten Gesundheitszustand darstellt.[50]

Beide Studien von Bergström et al. konnten somit zeigen, dass Präsentismus negative Auswirkungen auf die Gesundheit hat. Oder wie Aronsson und Gustafsson es beschreiben: „Who are present when sick today are the ones who will be sick and absent in the future"[51].

---

[49] Vgl. Badura, B./ Steinke, M. (2011), S. 72.; vgl. Bergström et al. (2009a), S. 1179 ff.
[50] Vgl. Bergström et al. (2009a), S. 1179 ff.
[51] Aronsson, G./ Gustafsson, K. (2005), S. 965.

4.2 Schwedische Studie von Aronsson/ Gustafsson/ Dallner

Die Querschnittstudie von Aronsson, Gustafsson & Dallner (2000) untersucht die Prävalenz von Präsentismus in Relation zum Beruf, zur Konvertibilität bzw. Ersetzbarkeit der Beschäftigten, zu Krankheiten und Fehlzeiten sowie zum Einkommen. Die repräsentative Stichprobe umfasste 3801 schwedische Arbeitnehmer, die im Jahre 1997 telefonisch befragt wurden. Die Rücklaufquote betrug 87 %. Ein Drittel der Befragten Personen gaben an, zweimal und öfter im letzten Jahr zu Arbeit gegangen zu sein, obwohl sie infolge ihres Gesundheitszustandes lieber hätten zu Haus bleiben sollen. Am häufigsten trat Präsentismus bei Beschäftigten auf, die im Versorgungs-, Betreuungs- und Bildungssektor arbeiten. Dazu zählen u.a. Krankenpfleger und Hebammen, Krankenschwestern, Pflegehilfskräfte, Lehrer und Pädagogen. All diese Berufsgruppen arbeiten in Branchen, die seit 1990 mit Personalabbau konfrontiert werden. Somit haben Personen die in sogenannten HSO´s (human service organisations) arbeiten, d.h. in sozialen, pflegenden, helfenden und lehrenden Berufen tätig sind, eine höhere Prävalenz krank zur Arbeit zu gehen. Hinzu kommt, dass in diesen Berufszweigen Frauen überrepräsentiert sind.[52] Desweiteren konnten in dieser Studie nachgewiesen werden, dass der Grad der Austauschbarkeit eine entscheidende Rolle spielt, vor allem dann wenn niemand anderes die anfallende Arbeit erledigt, sondern sich anhäuft bis die betreffende Person wieder bei der Arbeit erscheint. Das Relative Risiko (RR) für Präsentismus beträgt in den Gruppen, die nach einer krankheitsbedingten Fehlzeit all die liegengebliebene Arbeit allein nach holen müssen 2,29. Das könnte folglich bedeuten, dass eine geringe Konvertibilität Präsentismusverhalten nach sich zieht. Zudem ist eine geringe Ersetzbarkeit der Arbeitnehmer im Krankheitsfall überwiegend ein Problem in unterbesetzten, straff organisierten Unternehmen. Daraus lässt sich schlussfolgern, dass in solche Unternehmen die Tendenz zum Präsentismus entsprechend größer ist.[53]

---

[52] 90 % der Krankenschwestern und Hebammen sind Frauen (Quelle: Aronsson, G./ Gustafsson, K./ Dallner, M. (2000), S. 507).
[53] Vgl. Aronsson, G./ Gustafsson, K./ Dallner, M. (2000), S. 502 ff.

Auch zeigte die empirische Untersuchung, dass das Einkommen mit Präsentismus korreliert. So weisen die Berufsgruppen, die häufig krank zur Arbeit gehen (Beschäftigte des Pflege-, Sozial- und Bildungssektors) ein geringes Einkommen (d.h. meist unter einem mittleren Einkommen) auf. Der finanzielle Verlust durch Fehlzeiten hat größere Auswirkungen bei Geringverdienern, da diese über geringere finanzielle Spielräume verfügen. Ihre Neigung zum Präsentismus kann aus diesem Grund entsprechend höher ausfallen. Die Gruppen mit dem höchsten Risiko weisen meist die Kombination eines stressigen und körperlich anstrengenden Arbeitspensums bei gleichzeitig relativ geringem Einkommen auf. Dabei sind Ärzte die einzige Berufsgruppe mit der Kombination hoher Präsentismus und hohes Einkommen. Zudem wiesen Berufsgruppen mit hohem Präsentismus auch hohe krankheitsbedingte Fehlzeiten auf. Eine Beziehung zwischen Präsentismus und den fünf erfragten Krankheitssymptomen (Magenbeschwerden, leichte Schmerzen und Unwohlsein, Schlafstörungen, Rücken- und Nackenschmerzen, Müdigkeit und leichte Depression) waren ebenfalls deutlich erkennbar. Beschäftigte mit Rückenproblemen und leichten Depressionen waren dabei diejenigen, die am häufigsten krank zur Arbeit gegangen sind.[54]

Zwar konnten in dieser Untersuchung aufgrund des gewählten Studiendesigns keine Inzidenzen errechnet werden, dennoch aber die relativen Häufigkeiten mit denen Präsentismus auftrat ermittelt werden, welche somit einen erheblichen Beitrag zum Stand der Präsentismusforschung leisteten.

4.3 Survey finnischer Gewerkschaftsmitglieder

Die Studie von Böckerman und Laukkanen untersucht die Prävalenz von Präsentismus im Vergleich zu Absentismus. Dazu wurden im Jahre 2008 umfassende Daten von 725 finnischen Gewerkschaftsmitgliedern mittels Umfragen erhoben. Verschiedene Arbeitsbedingungen wie u.a. Arbeitszeitregelungen wurden untersucht. Ebenso gingen (Kontroll-)Variablen

---

[54] Vgl. Badura, B./ Steinke, M. (2011), S. 55.; vgl. Aronsson, G./ Gustafsson, K./ Dallner, M. (2000), S. 502 ff.

wie die Wirtschaftbranche und der Bildungsstand mit ein in die Untersuchung. Es zeigte sich, dass Präsentismus sehr viel empfindlicher in Bezug auf Arbeitszeitregelungen ist, als Absentismus. Ständige Vollzeitarbeit, ein Missverhältnis zwischen Soll- und Ist-Arbeitszeiten, Schichtarbeit oder überaus lange Arbeitszeiten erhöhen Präsentismus.[55]

Daraus resultiert für das Unternehmen ein Trade-off zwischen zwei Ausprägungen. Denn regelmäßige Überstunden sinken zwar auf der einen Seite den Krankenstand, erhöhen aber gleichzeitig das Verhalten krank am Arbeitsplatz anwesend zu sein. Folglich sind Absentismus und Präsentismus Pendants. Die Erklärungen für ihre Prävalenz zielen aber auf verschiedenen Faktoren ab. So erhöht Schichtarbeit sowohl die Absentismus- wie auch die Präsentismusrate. Anders verhält es sich bei den Auswirkungen regelmäßiger Überstunden. Denn dabei wird Präsentismus um 12% erhöht, der Absentismus dagegen um 13% verringert. Einige Ergebnisse der Studie weisen auch auf Möglichkeiten der betrieblichen Beeinflussung beider Verhaltensweisen hin. Die Möglichkeit der vorübergehenden Besetzung des Arbeitsplatzes durch Stellvertreter senkt z.B. die Prävalenz des Präsentismus um 11%, was auch als Zeichen für die Rolle des „Sichverantwortlichfühlens" von Erwerbstätigen interpretiert werden kann.[56]

Vollzeitzeitbeschäftigte haben zudem meist ein höheres Maß an Kontrolle über ihre Arbeit im Vergleich zu Teilzeitbeschäftigten. Auf Grund dessen sind Vollzeittätige auch weniger ersetzbar.

Auch zeigten die Untersuchungsergebnisse, dass die Drei-Tage-Regel[57] nicht zu einer Erhöhung der krankheitsbedingten Fehlzeiten führt. Desweiteren konnte festgestellt werden, dass Schichtarbeit sowohl Präsentismus als auch Absentismus erhöht und die persönliche Krankheitsgeschichte eine Determinante für Präsentismus und Absentismus darstellt.[58]

Bei all diesen aufgeführten Ergebnissen müssen allerdings die methodischen Grenzen der Untersuchung berücksichtigt werden. Da es sich hierbei um

---

[55] Vgl. Böckerman, P./ Laukkanen, E. (2009), S. 43 ff.
[56] Vgl. Böckerman, P./ Laukkanen, E. (2009), S. 43 ff.
[57] Das bedeutet, dass der Arbeitgeber in den ersten drei Tage Lohnfortzahlungen leistet, ohne das ein Krankenschein des kranken Arbeitnehmers vorliegen muss.
[58] Vgl. Böckerman, P./ Laukkanen, E. (2009), S. 43 ff.

Querschnittsdaten handelt, können hierbei ebenfalls keine Kausalitäten festgestellt werden. Darüber hinaus ist die Stichprobe auch nicht repräsentativ.[59] Dennoch gibt die Studie nützliche Anhaltspunkte, die für die arbeitspolitische Praxis genutzt werden können.

5. Prävention und Reduktion von Präsentismus

Kranke Mitarbeiter können, wie bereits aufgezeigt, verheerende Folgen fürs Unternehmen mit sich bringen. Daher ist es wichtig, dass Führungskräfte angemessen mit dem Thema Gesundheit umgehen. Dazu zählt vor allem, die Beobachtung und Bewertung des Gesundheitszustandes nicht allein auf die Analyse des Krankenstandes und die Anzahl der Arbeitsunfälle zu beschränken. Das Wohlbefinden jedes einzelnen Mitarbeiters, die Einstellungen zu Krankheit sowie die gesundheitlichen Belastungen sollten ebenfalls stets mitberücksichtigt werden.[60] Um die Humanressourcen eines Unternehmens auch langfristig zu erhalten sollten entsprechende Maßnahmen ergriffen werden, um die Gesundheit der Mitarbeiter zu fördern. Im Rahmen von betrieblicher Gesundheitsförderung (BGF) können Mitarbeiter nachhaltig für den Umgang mit ihrer Gesundheit sensibilisiert werden.[61] „So könnten zur Vermeidung von Präsentismus Angebote zur Verbesserung des Betriebsklimas dazu führen, dass erkrankte Beschäftigte ohne Bedenken ihre Krankheit zuhause auskurieren."[62] Die folgende Abbildung verdeutlicht, dass in Unternehmen in denen den Mitarbeitern verschiedene BGF Maßnahmen (wie z.B. Gesundheitsgespräche, Anti-Raucher-Kurse, Stressreduktion etc.) angeboten werden, der Anteil an Beschäftigten die krank zur Arbeit kommen signifikant geringer ist (54%), als in Betrieben ohne BGF (64,4%). Dieser Trend ist ebenfalls bei den subjektiven Bewertungen des Gesundheitszustandes zu erkennen. In Betrieben mit Gesundheitsförderung beträgt der Anteil für schlechte subjektive Gesundheit 5,5 %, hingegen in Unternehmen ohne BGF

---

[59] Vgl. Badura, B./ Steinke, M. (2011), S. 55.
[60] Vgl. Badura, B. (2010), S.8.; vgl. Zok, K. (2008), S. 142.
[61] Vgl. Badura, B. (2010), S. 8; vgl. Schmidt, J./ Schröder, H. (2010), S. 97.
[62] Schmidt, J./ Schröder, H. (2010), S. 97.

Angebot 12,4 %.[63] Zwar kann auch hier kein kausaler Zusammenhang ermittelt werden, jedoch geben die Ergebnisse Hinweise darauf, dass sich eine gesundheitsgerechte Gestaltung der Arbeit positiv auf Präsentismus auswirkt.[64]

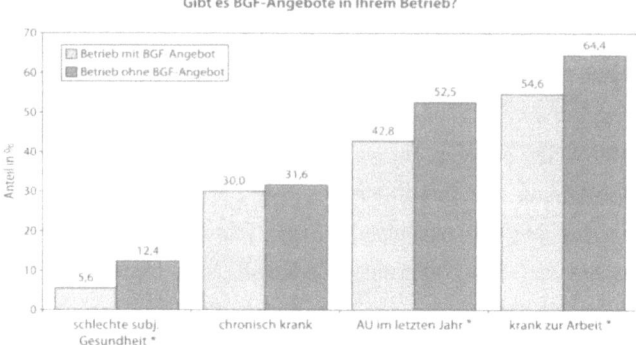

Quelle: Zok, K. (2008), S. 138.

Abbildung 3: Häufigkeit von Krankheitsmerkmalen bei Erwerbstätigen in Betrieben mit und ohne BGF-Angebote

Schmidt und Schröder verweisen hierbei gezielt auf zwei Ansätze, die dazu dienen, Präsentismusverhalten und deren Folgen zu reduzieren. Zum einen kann eine Befragung der Mitarbeiter zur Arbeitszufriedenheit und Stress durchgeführt werden mit dem Ziel das Arbeitsklima und die Arbeitssituationen zu verbessern. Eine andere Möglichkeit besteht darin sogenannte „Disability Manager" einzusetzen. Dabei handelt es sich um Experten, die vor allem chronisch Kranke oder Angestellte mit einer Behinderung beraten und unterstützen und somit auch für das Eingliederungsmanagement eines Unternehmens verantwortlich sind.[65]

---

[63] Vergleichbare Ergebnisse lieferte auch die Umfrage des Wissenschaftlichen Instituts der AOK (WidO). Näheres dazu siehe: Fehlzeiten-Report 2009 (Schmidt/ Schröder 2010, S. 98).
[64] Vgl. Zok, K. (2008), S. 138 ff.
[65] Vgl. Schmidt, J./ Schröder, H. (2010), S. 99.

Darüber hinaus existieren eine Reihe weiterer Möglichkeiten und Ansatzpunkte um Präsentismus zu vermeiden bzw. zu reduzieren. Verschiedene organisationsbezogene, verhalten- und verhältnisorientierte Maßnahmen können positive Effekte erzeugen. Gezielte Interventionen wären beispielsweise die Entwicklung einer gesundheitsförderlichen Organisationskultur, der Einsatz stressreduzierender Kommunikationsmuster und Unternehmensstrukturen, die Schulung der Führungskräfte für eine teamorientierter Führung sowie die Implementierung von Gesundheitszirkeln. Desweiteren sollten die Beschäftigten die Möglichkeit haben, eigenständig und individuell auf mögliche gesundheitliche Probleme zu reagieren. Unterstützung sowie präventive Angebote sollten diesbezüglich im Rahmen des betrieblichen Gesundheitsmanagements erfolgen.[66]

„Ein Patentrezept zur Senkung des Präsentismus mittels betrieblicher Gesundheitsförderung gibt es allerdings nicht, jeder Betrieb unterscheidet sich zwangsläufig in seinen Strukturen und Arbeitsweisen von anderen."[67]

Daher können an dieser Stelle nur die verschiedenen Optionen, die den Unternehmen zur Verfügung stehen, umrissen werden.

6. Fazit und Diskussion

Die Ausführungen haben deutlich gezeigt, dass ein sinkender Krankenstand nicht zwingend bedeutet, dass die Beschäftigten bzw. die Betriebe gesünder geworden sind. Aufgrund der Verbreitung des Phänomens Präsentismus steht die betriebliche Gesundheitspolitik vor neuen Herausforderungen. Der Gesundheitszustand, der häufig im betrieblichen Setting nur eine untergeordnete Rolle spielt, muss als ein zentraler Erfolgsfaktor verstanden werden. Eine positive Entwicklung und nachhaltige Sicherung des Humankapitals ist zwingend erforderlich, um das Betriebsergebnis und das Wohlbefinden der Beschäftigten zu erhöhen. Angesichts einer alternden Bevölkerung und dem mit zunehmenden Alter steigendem Risiko für

---

[66] Vgl. Fissler, E. R./ Krause, R. (2010), S. 419.
[67] Schmidt, J./ Schröder, H. (2010), S. 99.

gesundheitliche Beeinträchtigungen wird das Thema Präsentismus auch in Zukunft weiter an Bedeutung gewinnen. Ein gesunder Umgang mit Krankheit und ein großes Interesse die Gesundheit aller Mitarbeiter zu erhalten ist daher unumgänglich und könnte einen ersten Lösungsansatz zur Vermeidung von Präsentismus darstellen. Die Entstehung einer „Kultur der Achtsamkeit für Gesundheit"[68] wie Badura es beschreibt, ist als zentrales Ziel des betrieblichen Gesundheitsmanagements wünschens- und erstrebenswert, allerdings aufgrund der noch vielfach bestehenden konservativen Ansichten und Überzeugungen, auch ein sehr steiniger und langwieriger Prozess. Dieser Paradigmenwechsel, der eine neues Verständnis von Gesundheit in den arbeitsbezogenen Kontext integriert, kann jedoch durch eine aktive Beteiligung aller Akteure auf allen Ebenen (Beschäftigte, Unternehmen, Politik/ Gesellschaft) intensiviert und beschleunigt werden.

Die Erhaltung und Förderung der Gesundheit und des Wohlbefindens der Mitarbeiter zielt stets auf eine Win-Win-Situation und muss daher näher in den Fokus der Betrachtung rücken. Denn „eine nachhaltig gesunde und eine nachhaltig produktive Organisation sind zwei Seiten derselben Medaille!"[69]

---

[68] Siehe dazu: Badura, B./ Steinke, M. (2011), S.113.
[69] Badura, B./ Steinke, M. (2011), S.113.

Literaturverzeichnis

Aronsson, G./ Gustafsson, K./ Dallner, M. (2000): Sick but yet at work. An empirical study of sickness presenteeism. In: J Epidemiol Community Health, 54, p. 502-509.

Aronsson, G./ Gustafsson, K. (2005): Sickness presenteeism: prevalence, attendance-pressure faktors, and an outline of a model for research. In: J Occup Environ Med, 47, p. 958-966.

Baase, C.M. (2007): Auswirkungen chronischer Krankheiten auf Arbeitsproduktivität und Absentismus und daraus resultierende Kosten für Betriebe. In: Badura, B./ Schellschmidt, H./ Vetter, C. (Hrsg.): Fehlzeiten-Report 2006. Chronische Krankheiten – Betriebliche Strategien zur Gesundheitsförderung, Prävention und Wiedereingliederung. Heidelberg: Springer. S. 45-59.

Badura, B. (2010): Wege aus der Krise. In: Badura, B. et al. (Hrsg.): Fehlzeiten-Report 2009. Arbeit und Psyche: Belastungen reduzieren – Wohlbefinden fördern. Berlin, Heidelberg: Springer. S. 3-12.

Badura, B./ Steinke, M. (2011): Präsentismus. Ein Review zum Stand der Forschung. Bundesanstalt für Arbeitsschutz und Arbeitsmedizin (Hrsg.). Dortmund, Berlin, Dresden.

Bergström, G. et al. (2009a): Does sickness presenteeism have an impact on future general health?. In: Int Arch Occup Environ Health, 82, p. 1179-1190.

Bergström, G. et al. (2009b): Sickness Presenteeism Today, Sickness Absenteeism Tomorrow? A Prospective Study on Sickness Presenteeism and Future Sickness Absenteeism. In: J Occup Environ Med, 51, p. 629-638.

Böckerman, P./ Laukkanen, E. (2009): What makes you work while you are sick? Evidence from a survey of workers. In: European Journal of Public Health, 20, p. 43-46.

Bundesanstalt für Arbeitsschutz und Arbeitsmedizin (2009): Präsentismus: Arbeiten mit Erkrankung. In: baua aktuell, 2, S. 5-7.

Bundesanstalt für Arbeitsschutz und Arbeitsmedizin (2011): Pressemitteilung der Bundesanstalt für Arbeitsschutz und Arbeitsmedizin. 016/11. Forschung: Präsentismus hat viele Gesichter. Url: http://www.baua.de/de/Presse/Pressemitteilungen/2011/03/pm016-11.html?nn=1652694 (Stand: 08.03.2011).

Bundesministerium für Gesundheit (2011): Gesetzliche Krankenversicherung. Krankenstand 1970 bis 2010 und Januar bis März 2011 (Ergebnisse der GKV-Statistik KM1). Url: http://www.bmg.bund.de/fileadmin/dateien/Downloads/Statistiken/GKV/Geschaeftsergebnisse/Krankenstand_KM1_1970_bis_2010_Maerz2011.pdf (Stand: 30.03.2011).

Burton, W.N. et al. (1999): The role of health risk factors and disease on workers productivity. In: J Occup Environ Med, 43, p. 64-71.

Emmermacher, A. (2008): Gesundheitsmanagement und Weiterbildung. Eine praxisorientierte Methodik zur Steuerung, Qualitätssicherung und Nutzenbestimmung. Dissertation Technische Universität. Berlin, Wiesbaden: Gabler.

Fissler, E. R./ Krause, R. (2010): Absentismus, Präsentismus und Produktivität. In: Badura, B. et al. (Hrsg.): Betriebliche Gesundheitspolitik. Der Weg zur gesunden Organisation. 2. Auflage., Berlin et. al.: Springer. S. 411-426.

Grinyer, A./ Singleton V. (2000): Sickness absence as risk-taking behavior: a study of organisational and cultural faktors in the public sector. In: Health Risk Soc, 2, p. 7-21.

Jahn, F. (2011): Präsentismus und Absentismus –zwei Seiten einer Medaille. Url: http://www.universum.de/uploads/315/Abstract_Jahn.pdf (Stand: 12.04.2011).

Kivimäki, M. et al. (2005): Justice at Work and Reduced of Coronary heart Disease Among Employees. The Whitehall II Study. In: Arch Intern Med, 165, p. 2245-2251.

Schmidt, J./ Schröder, H. (2010): Wege aus der Krise. In: Badura, B. et al. (Hrsg.): Fehlzeiten-Report 2009. Arbeit und Psyche: Belastungen reduzieren – Wohlbefinden fördern. Berlin, Heidelberg: Springer. S. 93-100.

Sverke, M./ Hellgren, J./ Naswall, K. (2002): No security: a meta-analysis and review of job insecurity and ist consequences. In: J Occup Health Psychol, 7, p. 242-264.

Ulich, E./ Wiese, B. S. (2011): Life Domain Balance. Konzepte zur Verbesserung der Lebensqualität. Wiesbaden: Gabler.

Ulich, E./ Wülser, M. (2010): Gesundheitsmanagement in Unternehmen. Arbeitspsychologische Perspektive. 4. Auflage. Wiesbaden: Gabler.

Vogt, J./ Badura, B./ Holland, D. (2009): Krank bei der Arbeit: Präsentismusphänomene. In: Böcken, J., Braun, B. & Landmann, J. (Hrsg.): Gesundheitsmonitor 2009. Gütersloh: Bertelsmann Stiftung. S. 179-202.

Zok, K. (2004): Einstellungen und Verhalten bei Krankheit im Arbeitsalltag – Ergebnisse einer repräsentativen Umfrage bei Arbeitnehmern. In: Badura, B. et al. (Hrsg.): Fehlzeiten-Report 2003. Wettbewerbsfaktor „Work-Life-Balance"- Betriebliche Strategien zur Vereinbarkeit von Beruf, Familie und Privatleben. Berlin, Heidelberg: Springer. S. 243-261.

Zok, K. (2008): Krank zur Arbeit: Einstellungen und Verhalten von Frauen und Männern beim Umgang mit Krankheit am Arbeitsplatz. In: Badura, B, Schröder, H. & Vetter, C. (Hrsg.): Fehlzeiten-Report 2007. Arbeit, Geschlecht und Gesundheit. Geschlechteraspekte im betrieblichen Gesundheitsmanagement. Berlin, Heidelberg: Springer. S. 121- 144.

Anhang

Anlage 1 Krankenstand von 1970 bis 2010

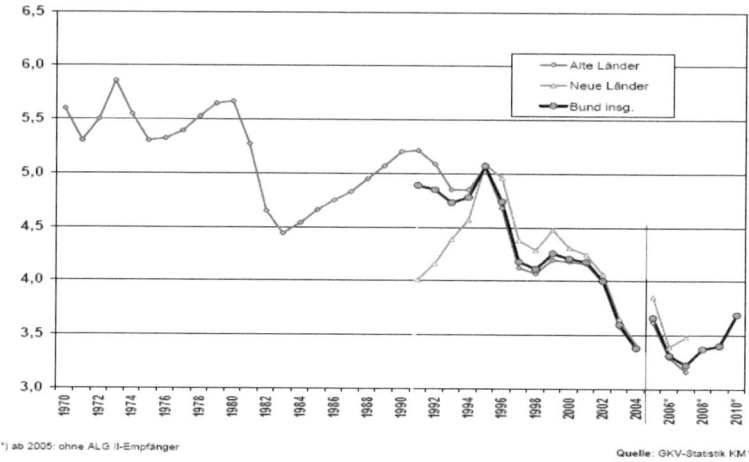

*) ab 2005: ohne ALG II-Empfänger

Quelle: GKV-Statistik KM1

Quelle: GKV-Statistik KM1

Anlage 2 Gesundheitsmonitor 2009: Gründe für Präsentismus

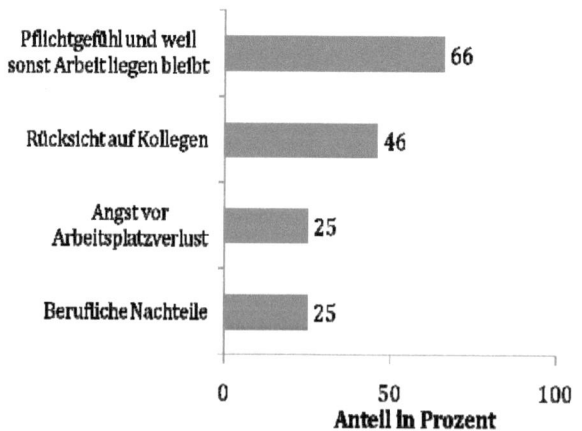

Quelle: Vogt et al. (2009), S. 191.

Anlage 3 Messinstrumente zur Erfassung von Präsentismus

Instrument	Eigenschaften	Reliabilität	Validität	Sensitivität	Praktikabilität	Studien	Bemerkungen
EWPS 1997 (Endicott & Nee, 1997) USA	Recall Period = 1 Woche 27 Items 5-Punkt-Likert-Skala Direkte Umrechnung in monetäre Größe nicht möglich	+	++	k. A.	++	(Endicott & Nee, 1997)	Teilfinanziert durch Pfizer Inc.
HLQ 1996 (van Roijen et al., 1996) Niederlande	Recall Period = 2 Wochen 23 Items Skalen je Modul unterschiedlich Direkte Umrechnung in monetäre Größe möglich	k. A.	+	k. A.	++	(Meerding et al., 2005) (van Roijen et al., 1996) (van Roijen et al., 1995)	Finanzierung und Besitz: Institute for Medical Technology Assessment (IMTA)
HPQ 2003 (Kessler et al., 2003) USA	Recall Period = 4 Wochen 69 Items 11-Punkt-Likert-Skala Direkte Umrechnung in monetäre Größe möglich	k. A.	++	+	+	(Kessler et al., 2003, Kessler et al., 2004, Kessler & Stang, 2006,) (Loeppke et al., 2007, Loeppke et al., 2009) (Wang et al., 2003)	Finanzierung durch WHO, MacArthur Foundation, Glaxo-Wellcome, Pfizer, Searle and Schering-Plough
HWQ 2001 (Shikiar et al., 2001) USA	Recall Period = 1 Woche 24 Items 10-Punkte-Skala	+	+	k. A.	+	(Halpern et al., 2001) (Shikiar et al., 2004)	Der HWQ ist Eigentum von GlaxoSmithKline Group of Companies
SPS-6 2002 (Koopman et al., 2002) USA	Recall Period = 4 Wochen 6 Items 5-Punkte-Likert-Skala Direkte Umrechnung in monetäre Größe möglich	+	+	k. A.	++	(Collins et al., 2005) (Koopman et al., 2002) (Turpin et al., 2004)	Finanzierung durch Merck Pharmaceuticals Besitzer: American Health Association und Merck Pharmaceuticals
WHI 2001 (Stewart et al., 2003a und 2004a) USA	Recall Period = 2 Wochen Anzahl Items variabel z. T. 5-Punkte-Likert-Skala Direkte Umrechnung in monetäre Größe möglich	k. A.	+	k. A.	++	(Ricci & Chee, 2005a Ricci et al., 2007) (Stewart et al., 2003a Stewart et al., 2003b, Stewart et al., 2003c, Stewart et al., 2004a, Stewart et al., 2004b, Stewart et al., 2007, Stewart et al., 2008, Stewart et al., 2010)	k. A.
WLQ 2001 (Lerner et al., 2001) USA	Recall Period = 2 Wochen 25 Items 5-Punkte-Likert-Skala Direkte Umrechnung in monetäre Größe nicht möglich	++	+	++	++	(Bunn et al., 2003) (Burton et al., 2004, Burton et al., 2005, Burton et al., 2006b, Burton et al., 2006c) (Lerner et al., 2001, Lerner et al., 2002, Lerner et al., 2003, Lerner et al., 2004a, Lerner et al., 2009)	Finanzierung: Kaiser Foundation und GlaxoWellcome Inc. Besitzer: The Health Institute und GlaxoWellcome Inc.
WPAI-GH 1993 (Reilly et al., 1993) USA	Recall Period = 1 Woche 6 Items z. T. 11-Punkte-Likert-Skala Direkte Umrechnung in monetäre Größe möglich	+	+	+	++	(Reilly et al., 1993, Reilly et al., 1996, Reilly et al., 2003, Reilly et al., 2004, Reilly et al., 2010) (Wahlqvist et al., 2002 Wahlqvist et al., 2007)	Finanzierung durch Hoechst Marion Roussel Inc.
WPSI 2003 (Goetzel et al., 2003) USA	Recall Period = 2 Wochen / 3 Monate / 1 Jahr 22 Items Offene Beantwortung Direkte Umrechnung in monetäre Größe möglich	+	+	k. A.	+	(Bunn et al., 2006) (Goetzel et al., 2003a) (Ozminkowski et al., 2003)	Finanzierung: Pfizer Inc. und The Medstat Group Besitzen Pfizer Inc.

Quelle: Badura, B./Steinke, M. (2011), S. 35 ff.